treine seu cérebro

1

Dados Internacionais de Catalogação na Publicação (CIP)
(Câmara Brasileira do Livro, SP, Brasil)

Navarro, Àngels
Treine seu cérebro, vol. 1 : os melhores desafios contra o envelhecimento cerebral / Àngels Navarro ; tradução de Guilherme Summa. – Petrópolis, RJ : Vozes, 2016.

8ª reimpressão, 2023.

Título original: Entrena tu cerebro : los mejores retos contra el envejecimiento cerebral

ISBN 978-85-326-5269-0

1. Atividades e exercícios 2. Disciplina mental 3. Jogos I. Título.

16-03460 CDD-158.1

Índices para catálogo sistemático:

1. Mente humana : Psicologia aplicada 158.1

ÀNGELS NAVARRO

treine seu cérebro

treineseucé
rebrotreine
seucérebrotre
ineseucere
brotreineseu
cerebrotreine
seucérebro

Os melhores desafios contra o envelhecimento cerebral

Tradução de Guilherme Summa

EDITORA VOZES
Petrópolis

1

Esta tradução foi publicada por intermédio da IMC Agência Literária

Tradução do original em espanhol intitulado
Entrena tu cerebro 1. Los mejores retos contra el envejecimiento cerebral

Direitos de publicação em língua portuguesa – Brasil:
2016, Editora Vozes Ltda.
Rua Frei Luís, 100
25689-900 Petrópolis, RJ
www.vozes.com.br
Brasil

Editoração: Maria da Conceição B. de Sousa
Diagramação: Sheilandre Desenv. Gráfico
Capa: Do original em espanhol
Arte-finalização: SGDesign

ISBN 978-85-326-5269-0 (Brasil)
ISBN 978-84-696-0181-5 (Espanha)

Este livro foi composto e impresso pela Editora Vozes Ltda.

INTRODUÇÃO

Existe nos dias de hoje a crescente consciência de que é tão importante exercitar o corpo quanto manter a mente ativa. A razão disso é que nosso cérebro também precisa ficar em forma para tirar o máximo proveito de suas qualidades e conservar-se saudável pelo maior tempo possível.

Os jogos apresentados nestes cadernos constituem uma excelente ferramenta para aumentar o rendimento do cérebro. Já se demonstrou que dedicar cerca de vinte minutos por dia à resolução desse tipo de jogos contribui para a melhoria das capacidades cognitivas como a atenção, a memória, a agilidade mental, a concentração... Um treino constante não apenas propicia um aprimoramento da capacidade cerebral, como também retarda a deterioração da cognição que o passar dos anos costuma acarretar.

A coleção *Treine seu cérebro* é dirigida a adultos de todas as idades. Aos mais jovens proporcionará uma forma de reforçar a agilidade cerebral, e aos mais velhos, o auxílio para conservar um bom rendimento do cérebro. Cada caderno possui entre quarenta e quarenta e dois jogos desenvolvidos para ativar as capacidades que os psicólogos são unânimes em apontar como indicadores essenciais da inteligência:

atenção, memória, linguagem, cálculo, raciocínio e orientação espacial.

Para resolver estes jogos não são necessários grandes conhecimentos ou qualquer preparação especial. É preciso apenas abrir a mente, livrar-se de ideias preconcebidas e aceitar os desafios. O resultado será duplamente satisfatório: além de desfrutar de um momento de diversão, em pouco tempo você comprovará que o cérebro pode realmente ser estimulado e revitalizado.

Material necessário

Os cadernos foram desenvolvidos de forma que você possa resolver os jogos e escrever as soluções diretamente neles. Sugerimos a você que separe lápis, borracha e um bloco de papel para anotações, verificações, cálculos etc.

Nível de dificuldade

Todos os jogos trazem o seu nível de dificuldade indicado por uma, duas, três ou quatro lâmpadas. Quanto mais lâmpadas, maior a dificuldade.

A dificuldade dos jogos não segue uma ordem, eles estão misturados. Essa indicação permite que você os selecione e realize seus próprios roteiros dentro do caderno, de acordo com o seu nível. Seja como for, você deve saber que as pessoas possuem inteligências distintas. Há vários tipos de inteligência e, portanto, o que é fácil para um indivíduo pode ser mais difícil para outro.

Tempo de resolução

Demore o tempo que precisar para resolver cada jogo. Tenha em mente que o mais importante não é o tempo de resolução, tampouco o resultado, e sim, o caminho percorrido para chegar até ele.

Soluções

Ao fim de cada caderno você encontrará as soluções para todos os jogos. Se estiver muito difícil encontrar a solução, persista um pouco mais antes de olhar a resposta; não desista. Leia atentamente o enunciado dos jogos até entendê-lo. Se não encontrar a resposta na primeira tentativa, não desanime nem abandone o jogo: utilize todas as suas estratégias, recorde-se de experiências vividas em jogos similares, experimente o método de tentativa e erro até encontrar a solução correta...

1. Quadrados e mais quadrados

Quantos quadrados há nesta figura? Eles podem estar sobrepostos e ser de tamanho e cor diferentes.

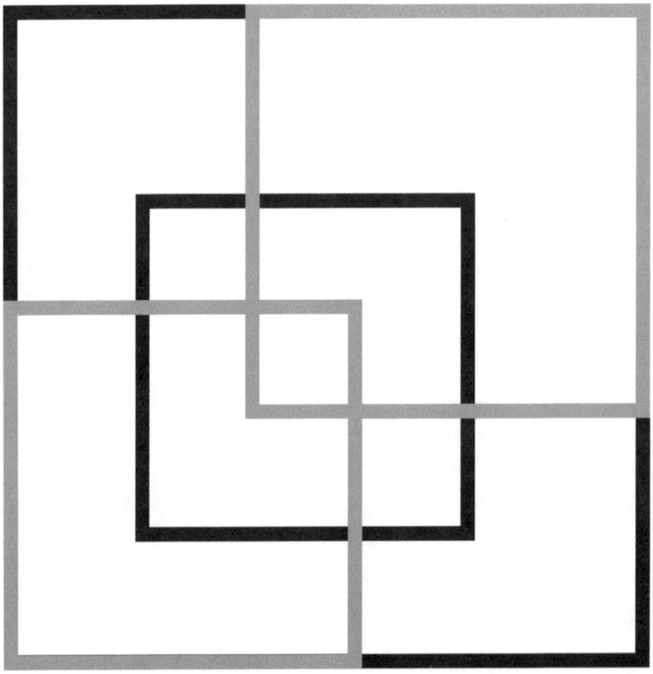

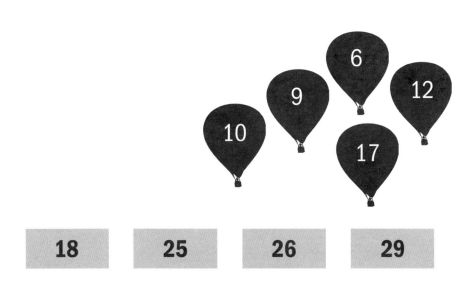

NÍVEL | CÁLCULO

2. Balões numéricos

Escolha os balões que somem cada uma das quantidades indicadas nos retângulos.

18 | 25 | 26 | 29

3. Estrela numérica

Complete os espaços vazios com os números indicados abaixo, de modo que a soma dos números de cada uma das fileiras dê 26.

9 11 3 6 1

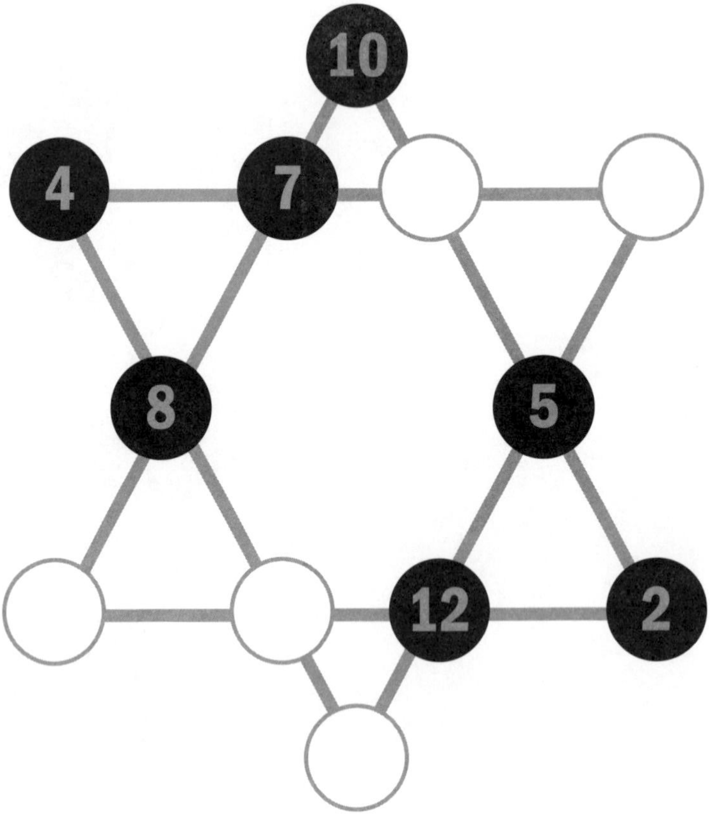

4. Acepções

Observe atentamente as três frases a seguir e descubra qual é a palavra que possui como acepções os termos destacados.

Subi até o **cume** rochoso da montanha.

Que belas penas as cacatuas têm na **cabeça**!

Brincávamos de pular a **crista** das ondas.

5. Aquela que destoa

Que palavra abaixo destoa das outras?

EMPRESA • PRESA • MESA • SEMPRE

PRÉ • PARCO • EMA • MAR • MARÉ

6. 4 gatos

Procure o grupo de gatos idêntico ao acima e destaque-o.

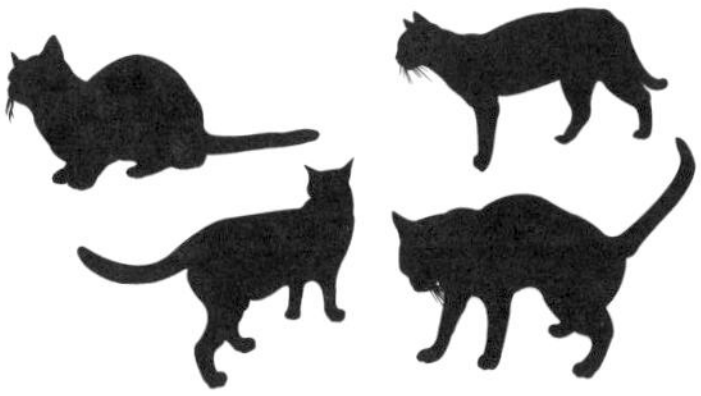

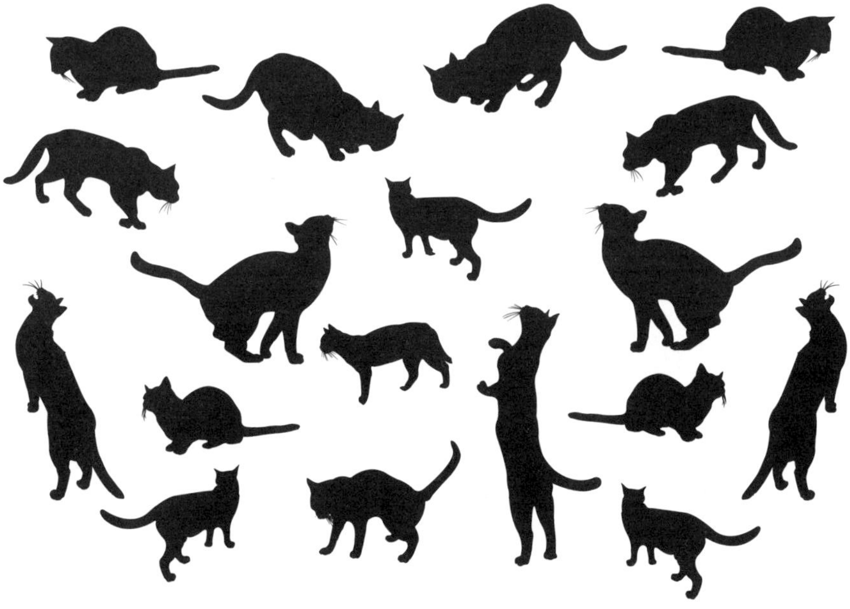

7. Mosaico

Observe por dois minutos este mosaico. Procure olhar atentamente para as formas e cores e memorizá-las. Passados os dois minutos, tape-o com uma folha de papel e reproduza-o ao lado.

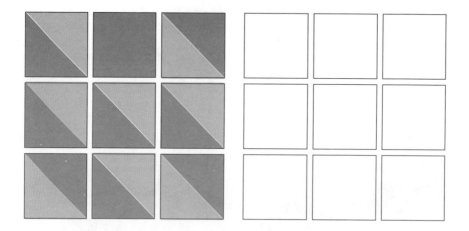

8. Fim da palavra

Aqui temos três grupos de palavras incompletas. Busque o fim de palavra comum para cada grupo.

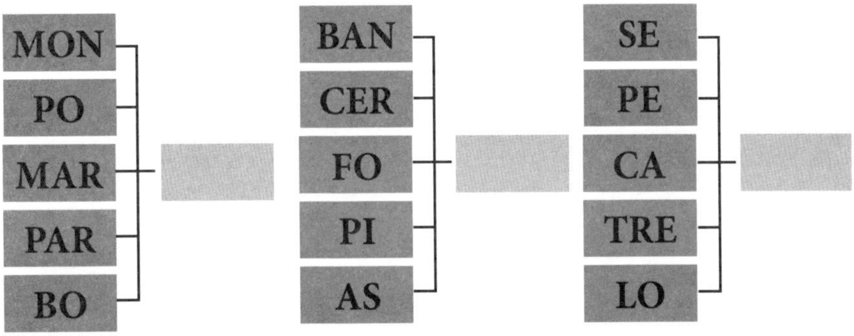

9. A letra que falta

Que letra falta na coluna da esquerda para formar a palavra da direita?

AOVADI	AVIADOR	
NAICIP	PISCINA	
VILAORENT	VENTILADOR	
DIGOBOR	OBRIGADO	
TENARA	PANTERA	
DAPAMÂ	LÂMPADA	
EORASNS	ASCENSOR	

10. Sobreposições

Junte estas quatro figuras, seguindo a numeração. Que figura você irá obter? Desenhe-a embaixo.

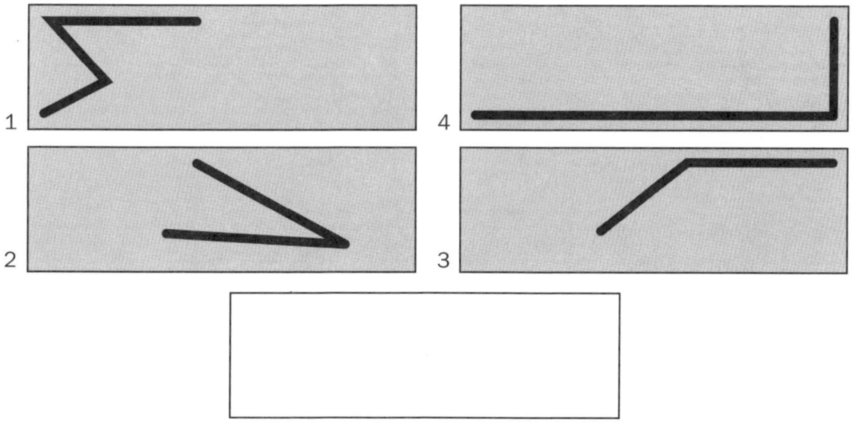

11. Objetos cotidianos

Observe estes desenhos durante um minuto; depois tape-os, e então olhe atentamente para os que estão mais embaixo. Quais desenhos estão faltando? Anote-os na parte inferior da página.

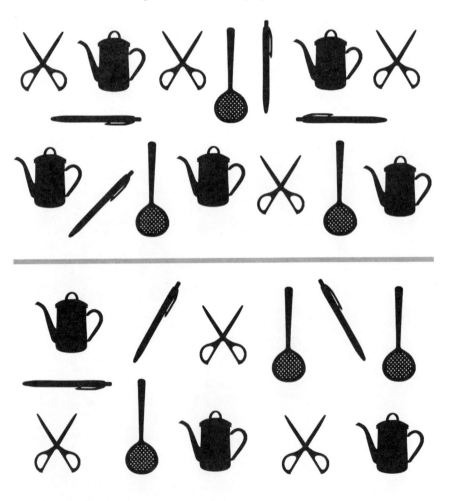

12. Três movimentos

Observe bem este quadro cheio de frutas. Com apenas três alterações, corrija-o de forma que as frutas não se repitam nem nas fileiras nem nas colunas.

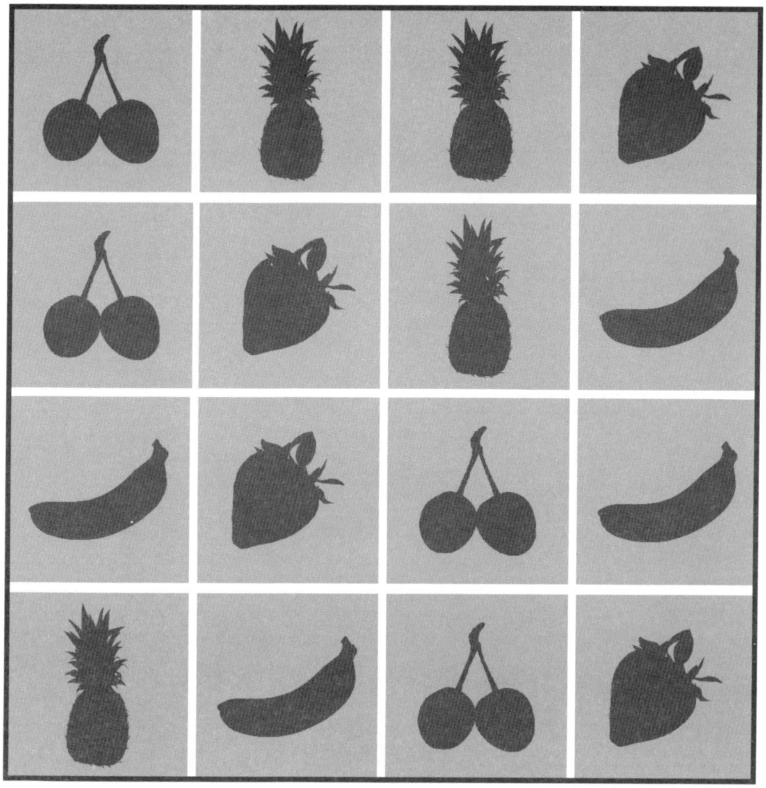

13. Duas características

Escreva o nome de 5 coisas compridas e 5 coisas líquidas.

COISAS COMPRIDAS	COISAS LÍQUIDAS
....	....
....	....
....	....
....	....
....	....

14. A frase

Separe as palavras desta frase de modo que haja sentido:

V A M O S N O S E N C O N T R A
R N O P A R Q U E A M A N H Ã P
A R A A L M O Ç A R N O R E S T A
U R A N T E D A M I N H A P R I M
A E D E P O I S I R E M O S A O C I
N E M A P A R A V E R A E S T R E
I A D A Q U E L E F I L M E R O D
A D O N A S U Í Ç A.

15. Os robôs

Memorize durante três minutos estas caras de robô, observando atentamente todos os detalhes. A seguir, sem olhar, responda às três perguntas.

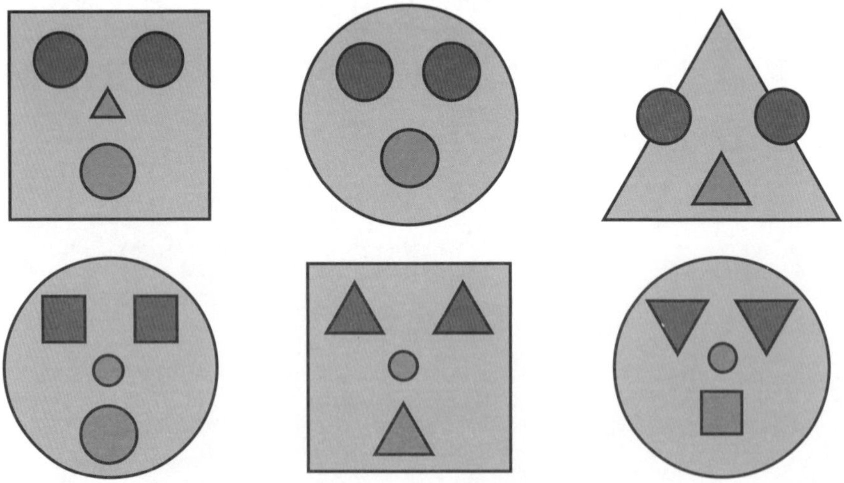

Quantos robôs têm olhos redondos? ....

Quantos robôs têm cabeça quadrada? ....

Quantos quadrados há no total? ....

16. Objetos relacionados

Escreva cinco objetos que tenham relação com cada uma das coisas desenhadas.

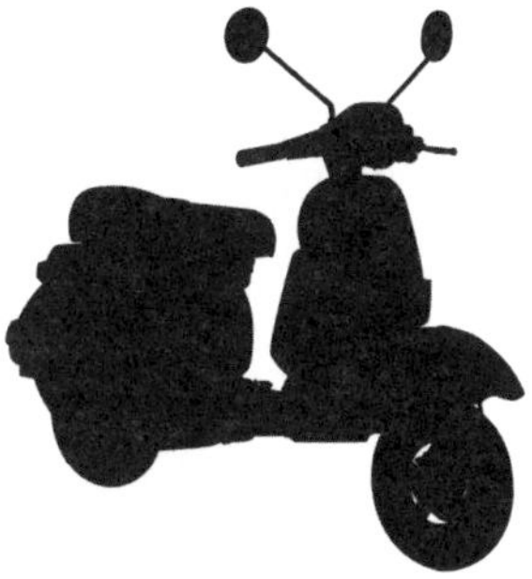

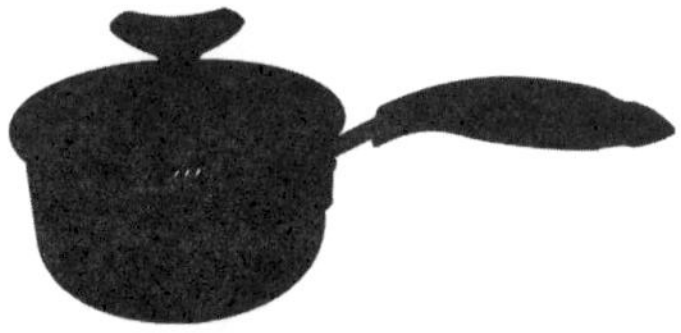

17. Maior ou menor?

Escreva dentro dos círculos o sinal correto de "maior que" (>) ou "menor que" (<).

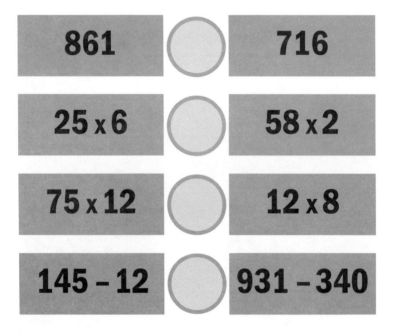

861	◯	716
25 x 6	◯	58 x 2
75 x 12	◯	12 x 8
145 - 12	◯	931 - 340

18. O animal intruso

Qual destes animais é o intruso?

TOURO ▪ RENA ▪ CERVO ▪ LEÃO ▪ CABRA ▪ ANTÍLOPE

19. Painel bicolor

Procure 14 casas brancas que estejam em contato com três casas coloridas (somente três, nem mais nem menos) e destaque-as.

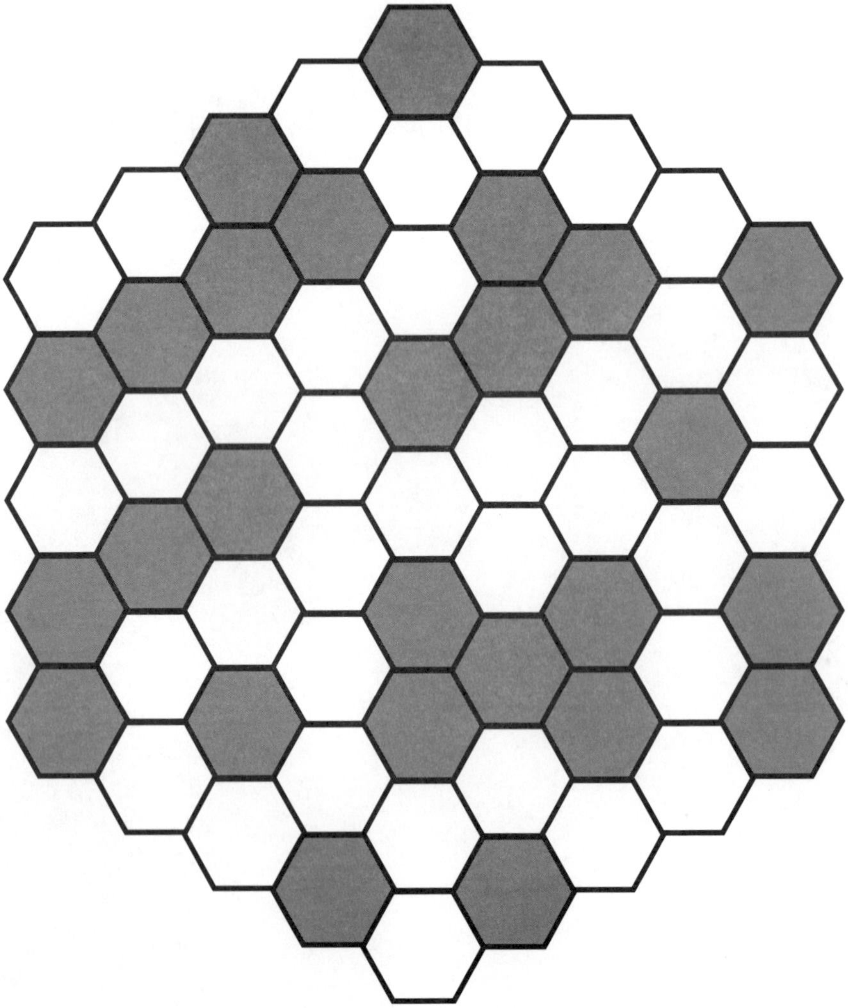

20. No mercadinho

Circule as coisas que podem ser encontradas em um mercadinho.

calefação	lava-louças	avião	feijão
professor	lamparina	batata	móvel
mexerica	bolacha	livro	pêssego
moto	piano	praia	céu
medalha	toalha	arroz	busto de bronze
banana	alface	terça-feira	guarda-sol
salto alto	estrada	médico	lula
pente	vela	gato	violino
carro	cama	cortina	ventilador

21. As setas

Indique quantas setas há de cada tipo. Anote nos círculos.

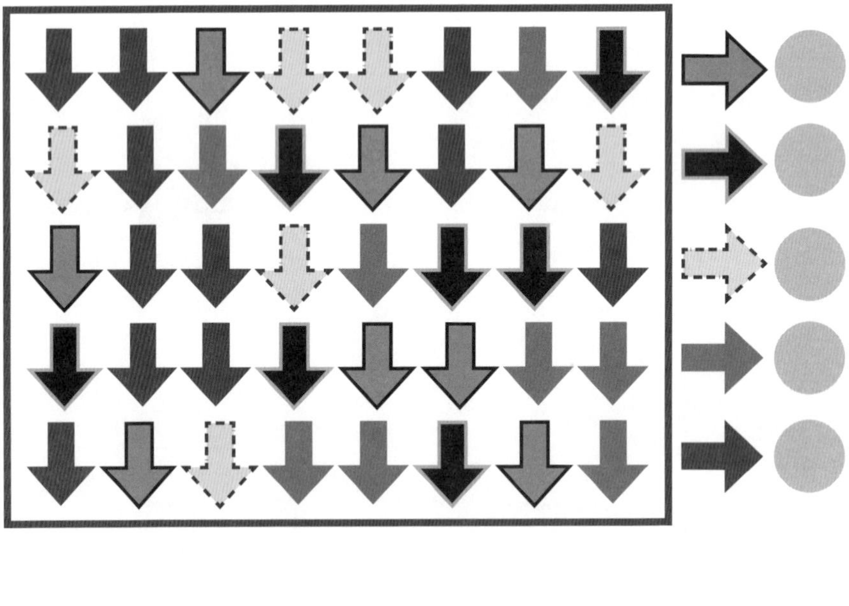

22. Instrumentos musicais

Observe estes instrumentos musicais durante dois minutos e, em seguida, sem olhar, responda às perguntas que estão logo abaixo.

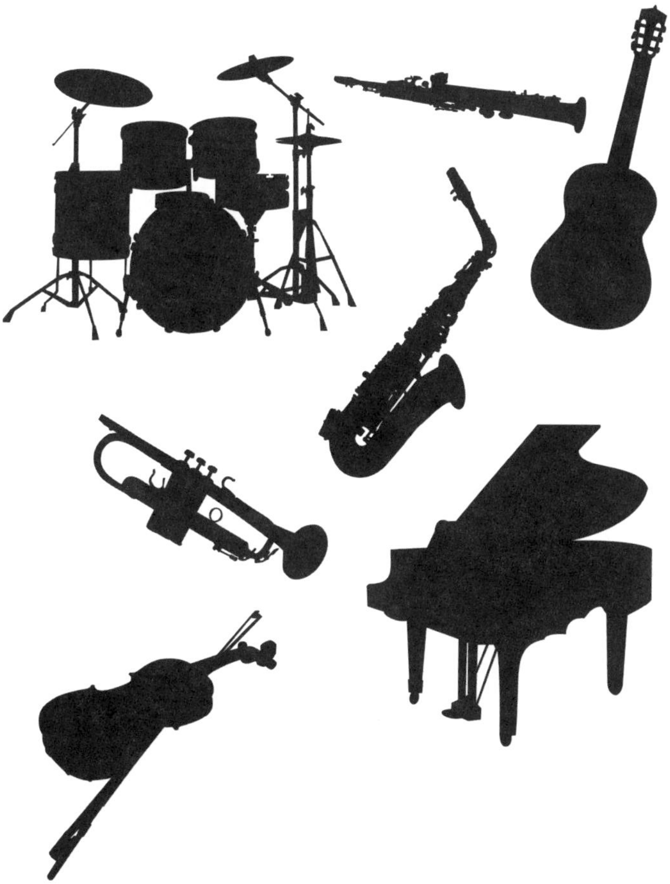

Quais instrumentos são de sopro? ....

Quais instrumentos começam com a letra P? ....

Quantos instrumentos há no total? ....

23. Os sinais desaparecidos

Posicione os sinais matemáticos entre os algarismos, de modo que o resultado da operação seja 3.

+ – × :

5 2 3 5 4 = 3

24. Quadro de símbolos

Preencha o quadro de forma que cada coluna e cada linha contenham um dos seis símbolos.

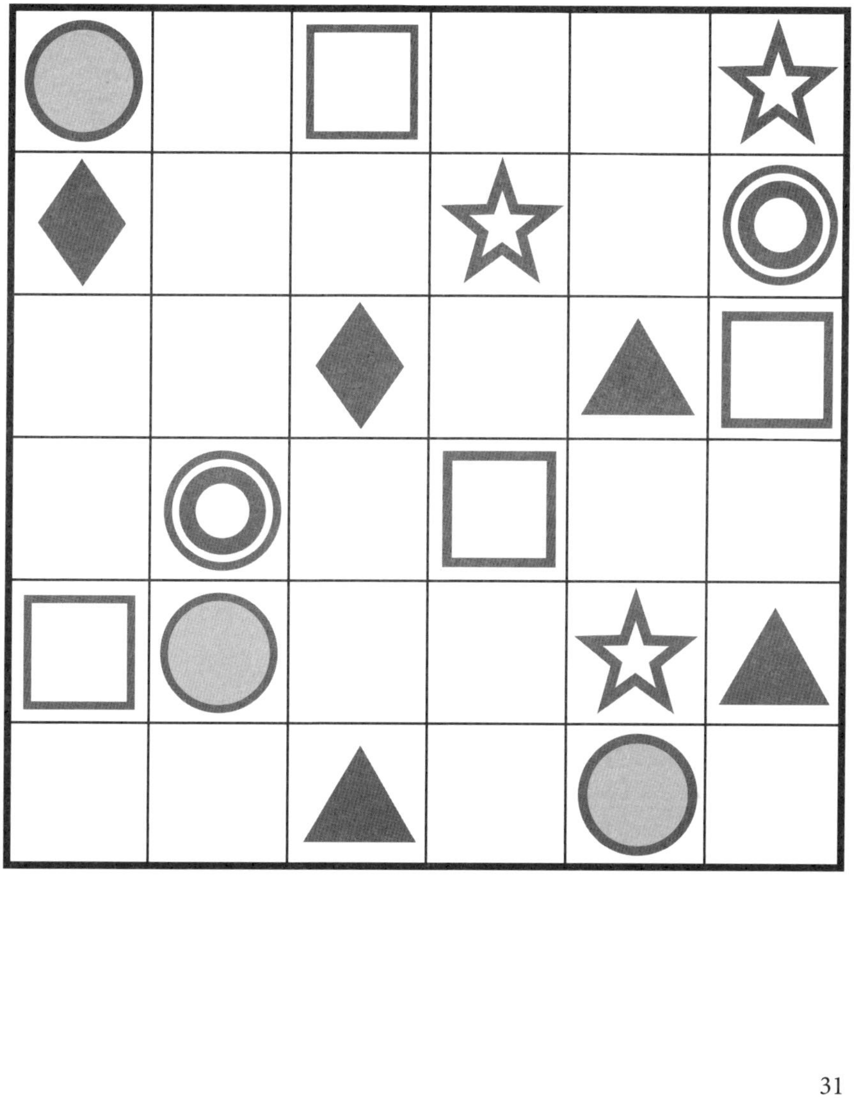

25. Associações

Associe as palavras destacadas com uma das três palavras que figuram logo abaixo. Conecte-as com uma seta.

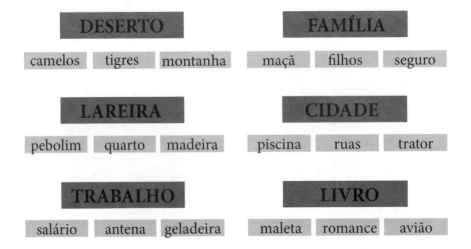

DESERTO			FAMÍLIA		
camelos	tigres	montanha	maçã	filhos	seguro

LAREIRA			CIDADE		
pebolim	quarto	madeira	piscina	ruas	trator

TRABALHO			LIVRO		
salário	antena	geladeira	maleta	romance	avião

26. Fuga de vogais

Posicione as vogais nos espaços vazios para ler um famoso ditado.

_M_ P_SS_ _ _NT_L_G_NT_
_PR_ND_ C_M _S S_ _S _RR_S,
_M_ P_SS_ _ S_B_ _ _PR_ND_
C_M _S _RR_S D_S _ _TR_S.

27. Figura abstrata

Memorize esta figura durante dois minutos. Em seguida, complete a figura da página direita sem olhar para o modelo.

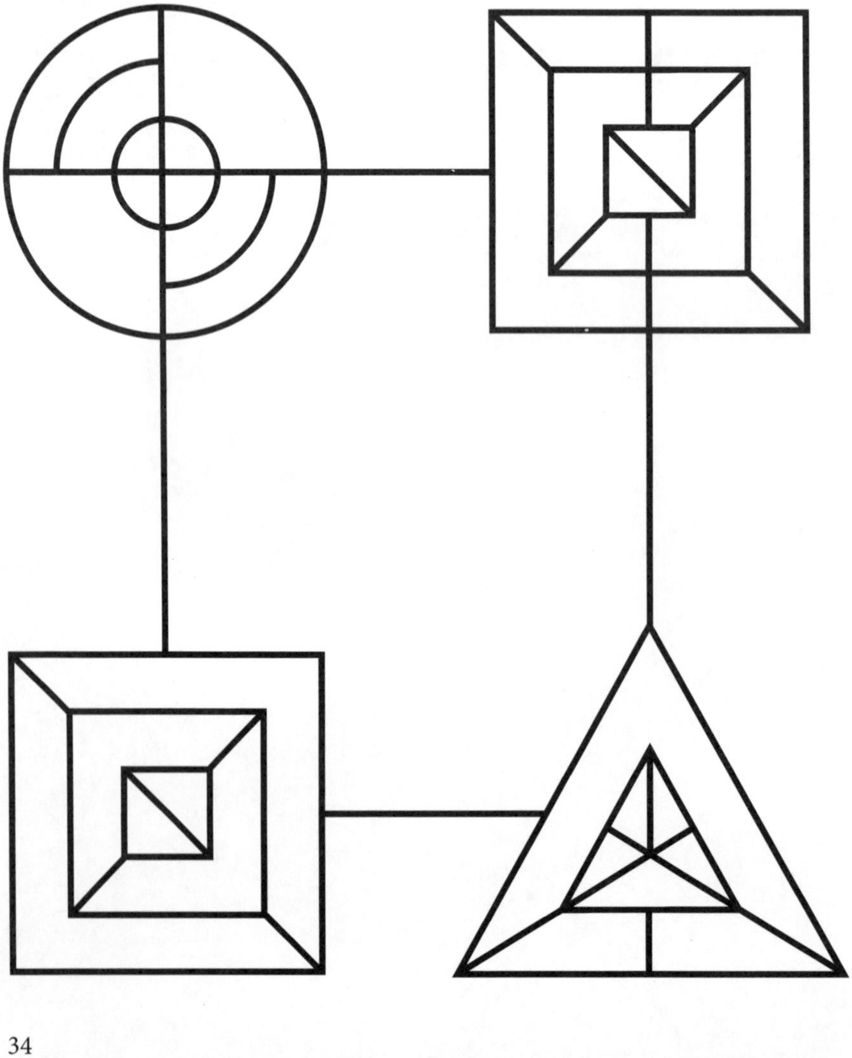

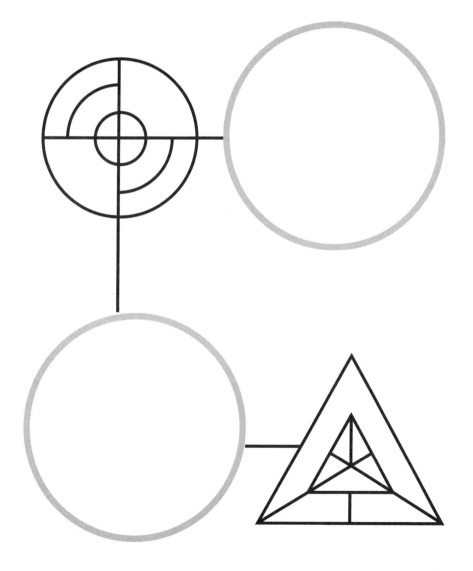

28. Procurando as letras

Circule todas as letras “r” que estiverem depois de um “m” e antes de um “t”.

s	d	n	m	l	p	g	m	r	t	t	r	w	s	v	h	j	l	m	r	t	l	p	c	g	b
u	m	m	t	c	d	f	r	g	h	y	s	a	m	t	t	g	j	i	l	t	r	m	g	e	s
d	f	t	h	l	s	m	r	t	c	v	m	l	r	o	m	r	t	g	o	s	f	h	j	l	a
e	i	v	b	n	j	k	j	m	r	t	c	v	u	r	e	a	q	r	m	r	t	u	l	p	e
i	g	m	r	t	d	f	g	h	j	n	b	a	e	t	h	n	m	o	l	r	t	a	g	h	j
f	h	e	v	n	d	g	m	r	t	a	e	m	r	t	q	d	g	h	j	m	b	u	m	r	t
e	r	t	y	j	k	l	d	f	g	m	r	t	d	s	e	a	s	d	m	r	t	v	h	o	l
y	j	m	m	r	t	a	e	c	b	n	k	l	i	m	m	r	t	a	e	d	f	i	k	q	r
d	g	y	e	k	l	p	e	w	m	r	t	f	t	n	m	s	q	t	v	n	k	l	o	g	j
e	m	r	t	y	n	e	j	o	p	v	c	x	a	g	m	r	t	f	g	h	k	m	r	t	o

29. Série

Complete a sequência desenhando as imagens que faltam.

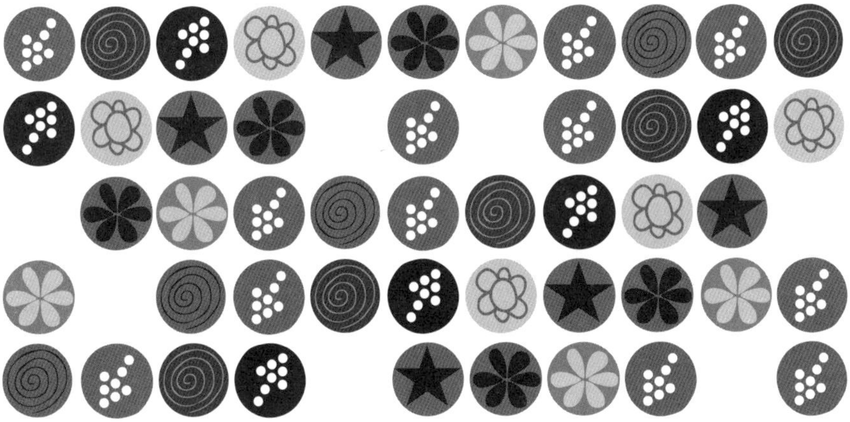

30. Em comum

O que as seguintes palavras têm em comum?

Carro	Ônibus	Avião	
Camisa	Saia	Meia	
Garrafa	Cântaro	Jarra	
Laranja	Banana	Abacaxi	
Paris	Veneza	Sevilha	
Cachorro	Gato	Canário	
Bolacha	Acelga	Arroz	
Sombrinha	Cartola	Luvas	

31. Pares de letras

Memorize estes pares de letras durante dois minutos. Depois de memorizá-los, tente escrever todas elas nos espaços à direita.

PM	LS	TF	....	....	....
QA	VC	ML	....	....	....
OP	SR	UH	....	....	....

32. Palavras dentro de palavras

Busque por todas as palavras que estão contidas dentro desta outra:

ELETRODOMÉSTICO

33. Torre de palavras

Preencha a torre com as palavras que correspondem às definições.

1) O que as aves põem.

2) Serve para pendurar roupas.

3) É para onde você vai quando precisa fazer um tratamento médico.

4) Que toca flauta.

5) Lugar para tomar café e sucos.

6) Que escala montanhas.

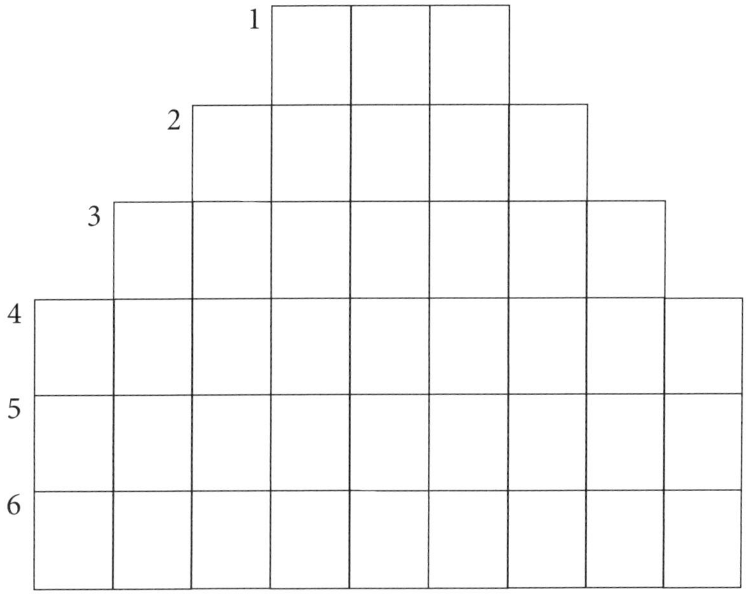

34. Características

Circule a opção correta.

O que é mais suave?	Uma toalha	Uma folha de lixa
Qual é mais doce?	A laranja	A uva
O que é maior?	Um balão	Uma mexerica
O que é mais rápido?	Um patinete	Um carro
O que é mais comprido?	Um palito	Um mastro
Qual é mais saboroso?	O suco	A água

35. Hexágono numérico

Complete este hexágono com os números de 1 a 8, de maneira que a soma de cada lado seja a mesma dos seis lados.

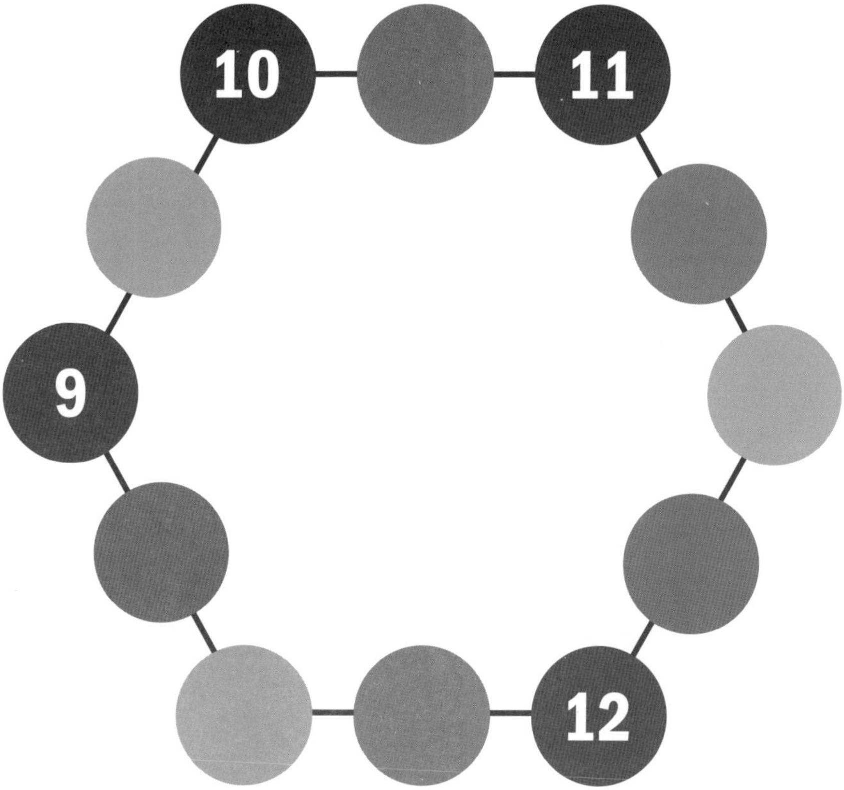

36. Animais domésticos

Observe este conjunto de animais e, sem voltar a vê-lo, responda às perguntas formuladas logo abaixo.

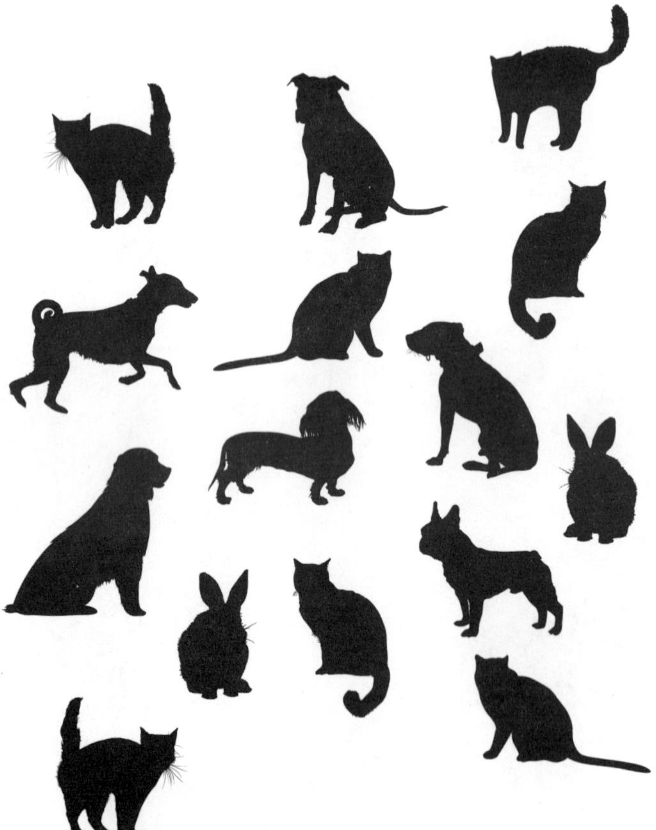

Quantos gatos há? ....

Quantos cachorros estão virados para a esquerda? ....

Quantos coelhos há? ....

37. Mutações

Passe da palavra METRO para GARFO com três palavras de cinco letras. Cada palavra muda uma letra em relação à anterior. As letras podem mudar de posição. Nomes próprios não podem ser utilizados.

METRO
GARFO

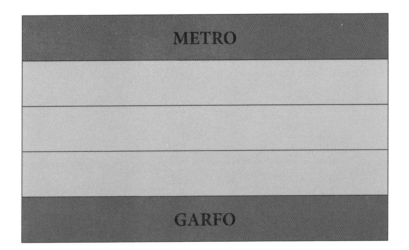

38. Número incógnito

Descubra o número incógnito a partir das indicações mostradas a seguir. Você deve prestar bastante atenção, já que em alguns casos será necessário riscar toda uma fileira ou coluna.

- O número não começa com 5.
- O número não possui dois algarismos repetidos.
- O número é maior do que 45 e menor do que 69.
- O número não tem nenhum 7, nem 8, nem 9.
- O número que buscamos é múltiplo de 5.
- Os dois algarismos somados dão como resultado um número maior do que 10.

00	01	02	03	04	05	06	07	08	09
10	11	12	13	14	15	16	17	18	19
20	21	22	23	24	25	26	27	28	29
30	31	32	33	34	35	36	37	38	39
40	41	42	43	44	45	46	47	48	49
50	51	52	53	54	55	56	57	58	59
60	61	62	63	64	65	66	67	68	69
70	71	72	73	74	75	76	77	78	79
80	81	82	83	84	85	86	87	88	89
90	91	92	93	94	95	96	97	98	99

39. Somar 15

Divida este retângulo em cinco partes, de forma que a soma dos números contidos em cada uma seja igual a 15. As partes poderão ter formatos diferentes e nem sempre a mesma quantidade de números. Uma dessas partes já está destacada a modo de exemplo.

3	6	4	3	1
10	1	2	1	1
1	3	1	7	10
7	6	2	5	1

40. Quadro numérico

Observe o conjunto de números à esquerda e memorize-o. A seguir, sem olhar para o quadro da esquerda, preencha o da direita com os números que faltam.

8	0	6	1
7	3	2	6
3	0	5	2
1	5	9	5

8	0	6	
7		2	6
	0	5	2
1	5	9	

41. Palavras cruzadas

Olhe atentamente os desenhos (todos representam alimentos) e, em seguida, resolva as palavras cruzadas.

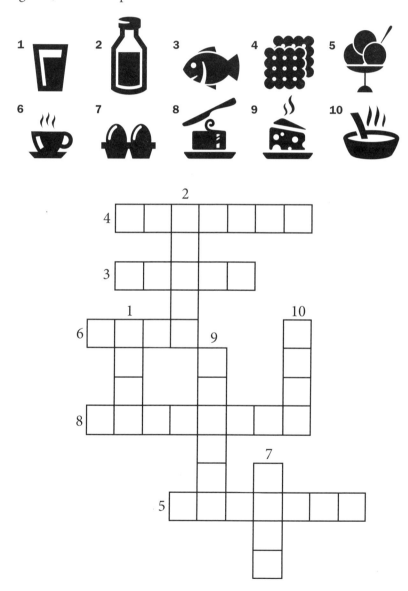

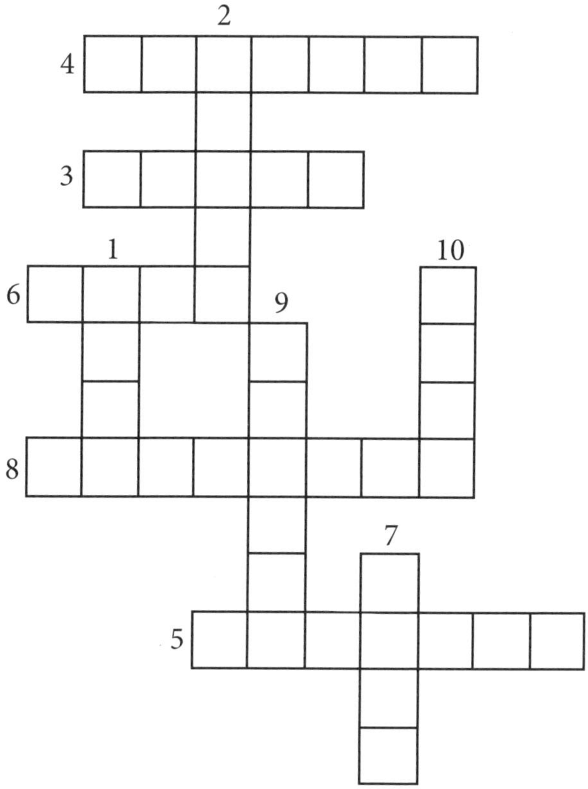

SOLUÇÕES

1. Há 9 quadrados.

2. 6 + 12 = 18

10 + 6 + 9 = 25

9 + 17 = 26

17 + 12 = 29

3.

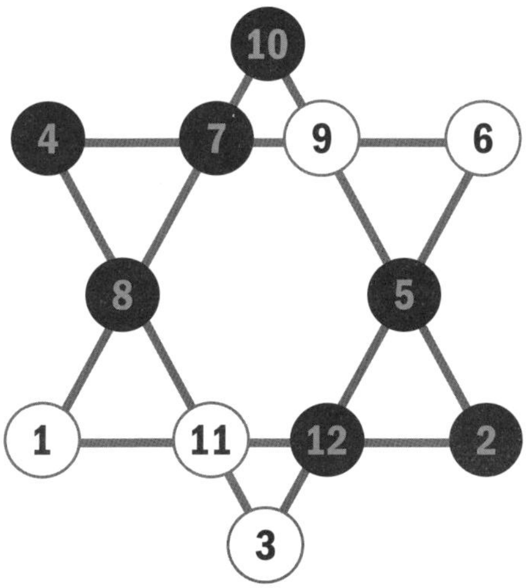

4. A palavra que buscamos é: **PONTA**.

5. Todas podem ser formadas a partir da palavra **EMPRESA**, exceto **PARCO**.

6.

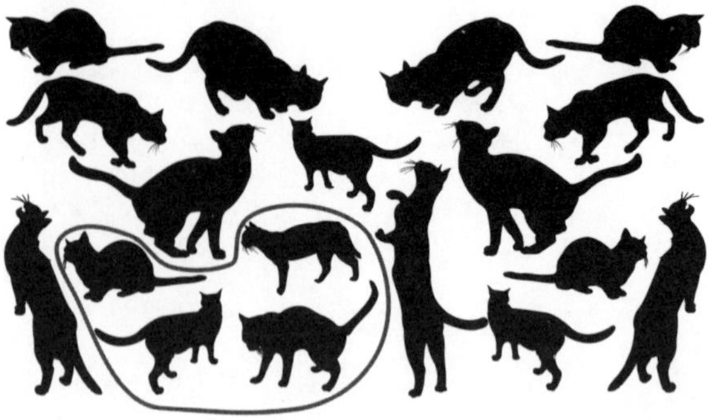

8. MONTE-POTE-MARTE-PARTE-BOTE
BANCO-CERCO-FOCO-PICO-ASCO
SENA-PENA-CANA-TRENA-LONA

9. R, S, D, A, P, L, C.

10.

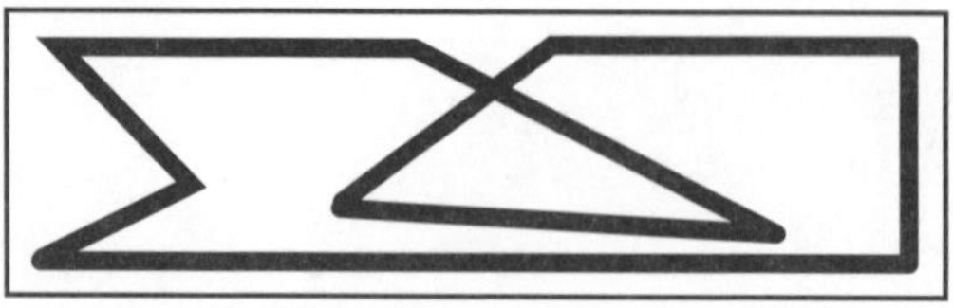

11. Faltam duas chaleiras, uma tesoura e uma caneta.

12.

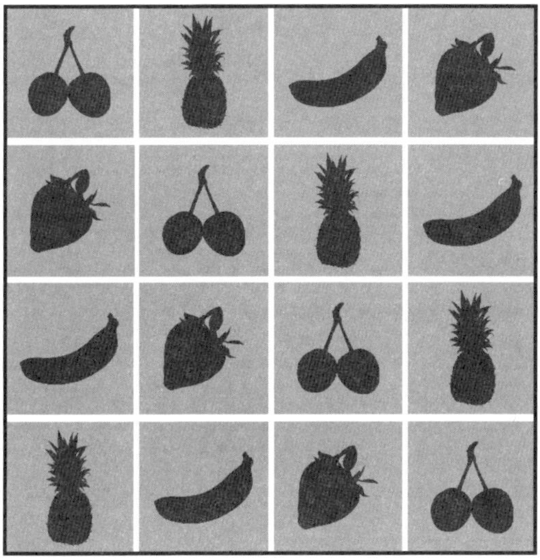

13. Por exemplo:

COISAS COMPRIDAS: vassoura, remo, guarda-chuva, balanço, fita métrica.

COISAS LÍQUIDAS: café, sopa, chá, xampu, gasolina.

14. VAMOS NOS ENCONTRAR NO PARQUE AMANHÃ PARA ALMOÇAR NO RESTAURANTE DA MINHA PRIMA E DEPOIS IREMOS AO CINEMA PARA VER A ESTREIA DAQUELE FILME RODADO NA SUÍÇA.

15. Quantos robôs têm olhos redondos? **3**

Quantos robôs têm cabeça quadrada? **2**

Quantos quadrados há no total? **5**

16. Por exemplo:

DESPERTADOR: cama, travesseiro, escova de dentes, banho, pente.

MOTO: capacete, roda, via, cadeado, luva.

CARTOLA: cabelo, cabeça, grampo, mágico, coelho.

PANELA: fogão, concha, feijão, verduras, água.

17.

861	>	716
25 x 6	>	58 x 2
75 x 12	>	12 x 8
145 - 12	<	931 - 340

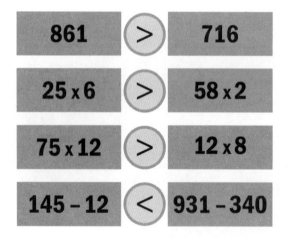

18. O leão, porque é o único que não possui chifres.

19.

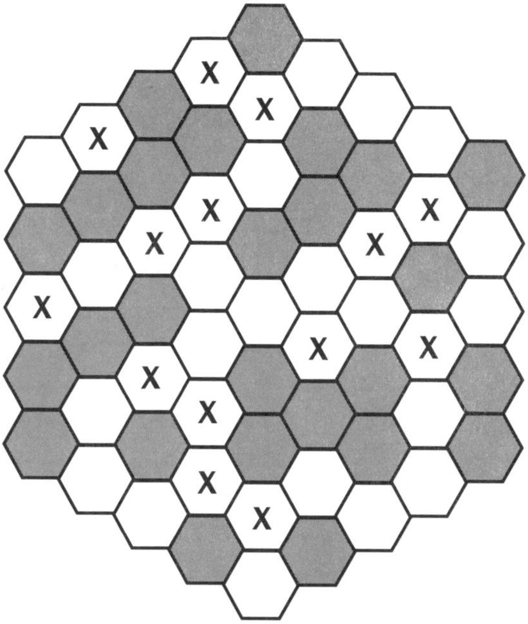

20. MEXERICA, BANANA, PENTE, BOLACHA, ALFACE, VELA, BATATA, ARROZ, FEIJÃO, PÊSSEGO.

21.

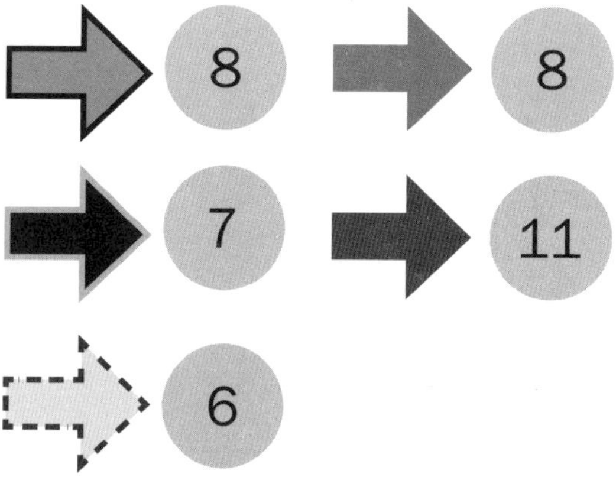

22. Quais instrumentos são de sopro? Trompete, clarinete e saxofone.
Quais instrumentos começam com a letra P? Piano.
Quantos instrumentos há no total? Há sete.

23. 5 × 2 – 3 + 5 : 4 = 3

24.

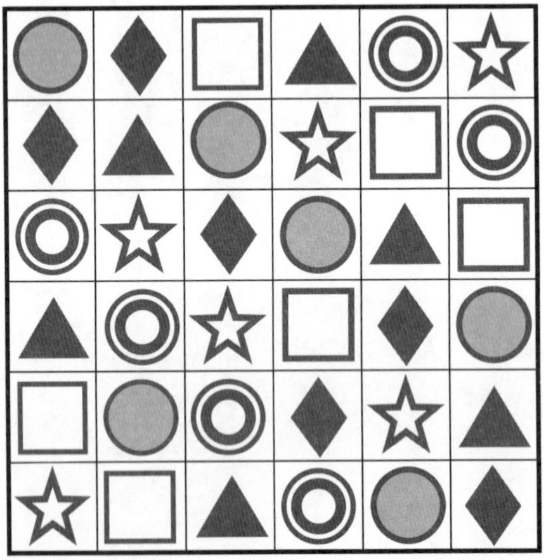

25. DESERTO / camelos
LAREIRA / madeira
TRABALHO / salário
FAMÍLIA / filhos
CIDADE / ruas
LIVRO / romance

26. UMA PESSOA INTELIGENTE APRENDE COM OS SEUS ERROS, UMA PESSOA SÁBIA APRENDE COM OS ERROS DOS OUTROS.

28.

s	d	n	m	l	p	g	m	**r**	t	t	r	w	s	v	h	j	l	m	**r**	t	l	p	c	g	b
u	m	m	t	c	d	f	r	g	h	y	s	a	m	t	t	g	j	i	l	t	r	m	g	e	s
d	f	t	h	l	s	m	**r**	t	c	v	m	l	r	o	m	**r**	t	g	o	s	f	h	j	l	a
e	i	v	b	n	j	k	j	m	**r**	t	c	v	u	r	e	a	q	r	m	**r**	t	u	l	p	e
i	g	m	**r**	t	d	f	g	h	j	n	b	a	e	t	h	n	m	o	l	r	t	a	g	h	j
f	h	e	v	n	d	g	m	**r**	t	a	e	m	**r**	t	q	d	g	h	j	m	b	u	m	**r**	t
e	r	t	y	j	k	l	d	f	g	m	**r**	t	d	s	e	a	s	d	m	**r**	t	v	h	o	l
y	j	m	m	**r**	t	a	e	c	b	n	k	l	i	m	m	**r**	t	a	e	d	f	i	k	q	r
d	g	y	e	k	l	p	e	w	m	**r**	t	f	t	n	m	s	q	t	v	n	k	l	o	g	j
e	m	**r**	t	y	n	e	j	o	p	v	c	x	a	g	m	**r**	t	f	g	h	k	m	**r**	t	o

29.

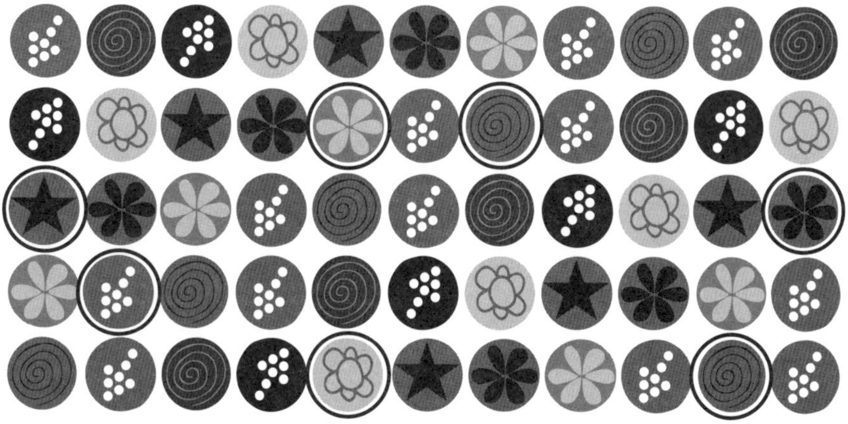

30. CARRO/ÔNIBUS/AVIÃO

São meios de transporte.

CAMISA/SAIA/MEIA

São peças de roupa.

GARRAFA/CÂNTARO/JARRA

São recipientes de líquido.

LARANJA/BANANA/ABACAXI

São frutas.

PARIS/VENEZA/SEVILHA

São cidades.

CACHORRO/GATO/CANÁRIO

São animais de estimação.

BOLACHA/ACELGA/ARROZ

São alimentos.

SOMBRINHA/CARTOLA/LUVAS

São acessórios.

32. Doméstico; eletrodo; estico; eletro; rodo; tico; dome; ele; ti; dó; me; lê; és.

33.

1				O	V	O			
2			V	A	R	A	L		
3		C	L	Í	N	I	C	A	
4	F	L	A	U	T	I	S	T	A
5	C	A	F	E	T	E	R	I	A
6	E	S	C	A	L	A	D	O	R

34. O que é mais suave? Uma toalha.

Qual é mais doce? A uva.

O que é maior? Um balão.

O que é mais rápido? Um carro.

O que é mais comprido? Um mastro.

Qual é mais saboroso? O suco.

35.

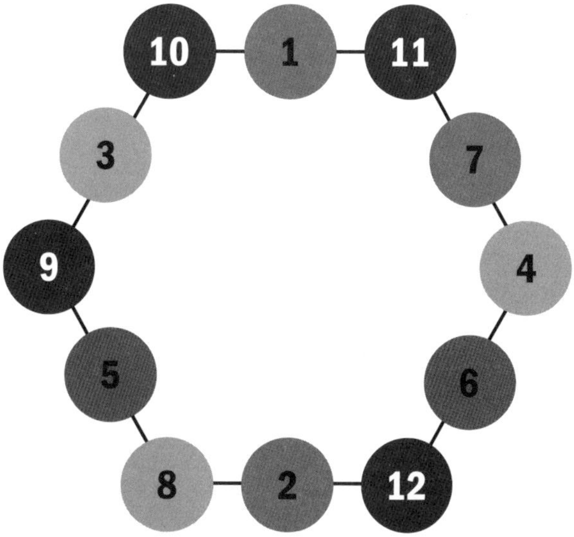

36. Quantos gatos há? Sete.

Quantos cachorros estão virados para a esquerda? Três.

Quantos coelhos há? Dois.

37. METRO; TROTE; TORTA; FARTO; GARFO.

38. O número incógnito é o 65.

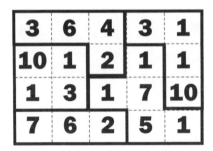

39.

3	6	4	3	1
10	1	2	1	1
1	3	1	7	10
7	6	2	5	1

41.

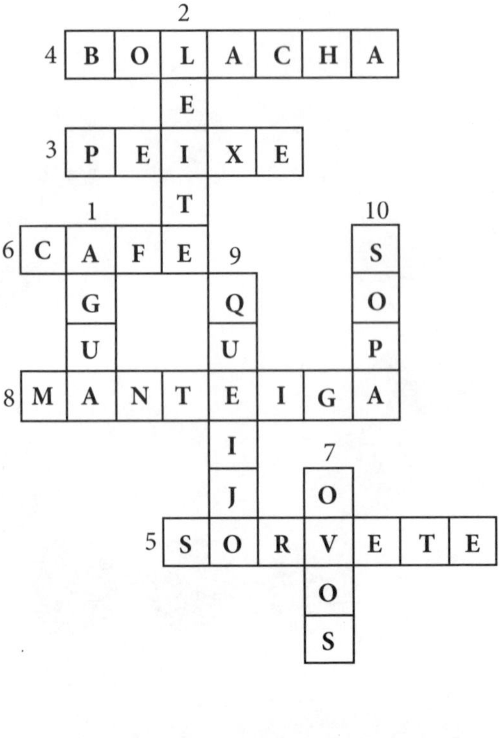